BEI GRIN MACHT SICH IHR WISSEN BEZAHLT

- Wir veröffentlichen Ihre Hausarbeit, Bachelor- und Masterarbeit

- Ihr eigenes eBook und Buch - weltweit in allen wichtigen Shops

- Verdienen Sie an jedem Verkauf

Jetzt bei www.GRIN.com hochladen und kostenlos publizieren

Auswirkungen der elektronischen Gesundheitsdienste für Patienten auf das gesamte Gesundheitswesen

Paulina Stamp

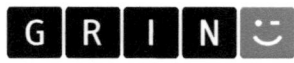

Bibliografische Information der Deutschen Nationalbibliothek:

Die Deutsche Nationalbibliothek verzeichnet diese Publikation in der Deutschen Nationalbibliografie; detaillierte bibliografische Daten sind im Internet über http://dnb.d-nb.de abrufbar.

ISBN: 9783346873460
Dieses Buch ist auch als E-Book erhältlich.

Hochschule Fresenius

Fachbereich Wirtschaft & Medien

Studiengang: M. Sc. Psychologie & Digitale Transformation

Studienort: München

Hausarbeit

Auswirkungen der elektronischen Gesundheitsdienste für Patienten auf das gesamte Gesundheitswesen

Paulina Louisa Stamp

3. Fachsemester

Fach: Digital Applications & Data Management

Abgabedatum: 03.02.2023

I Inhaltsverzeichnis

II Abbildungsverzeichnis

III Verkürzte Sprachform ohne Wertung

Aus Gründen der Lesbarkeit wird bei Personenbezeichnungen und personenbezogenen Hauptwörtern in der vorliegenden Arbeit die männliche Form gemäß des generischen Maskulinums verwendet. Bei der ausschließlichen Verwendung der männlichen Form gelten die entsprechenden Begriffe im Sinne der Gleichbehandlung grundsätzlich für alle Geschlechter, unabhängig von Alter, Geschlecht, Herkunft, sexueller Orientierung, Religion und Weltanschauung. Die verkürzte Sprachform beinhaltet keinerlei Wertung.

1 Einleitung

„Daten teilen, besser heilen" (von Kalle, 2021).

1.1 Relevanz des Themas

Durch die Covid-19-Pandemie wurde deutlich, wie wichtig eine Digitalisierung des Gesundheitswesens ist. Seit Jahren wird versucht, ein Weg für die Durchsetzung der Digitalisierung im medizinischen Bereich zu finden, doch erst mit der Pandemie kam es zur Einführung wichtiger digitaler Instrumente. Dabei werden nicht nur die generellen Ziele der Digitalen Transformation wie weniger Zettelwirtschaft für mehr Nachhaltigkeit, effizientere Prozesse durch Automatisierung und die Entlastung von Personal anvisiert, sondern vor allem das große Ziel einer besseren Gesundheitsversorgung für alle Menschen angestrebt. Aktuelle sowie zuverlässige Gesundheitsdaten spielen eine unersetzbare Rolle, wenn es darum geht, wirksame Behandlungen oder - wie während der Covid-19-Pandemie - Impfstoffe zu entwickeln. Dafür ist es essentiell, medizinische Daten zu teilen, um somit mehr Heilungsmöglichkeiten auch für komplizierte sowie unspezifische Krankheitsbilder erforschen zu können (Europäische Kommission, 2022; Bundesministerium für Gesundheit, o. J. c).

Da jedoch die Daten der Patienten gerade im Gesundheitswesen sehr sensibel sind, hat sich die Digitalisierung auf Seiten der Patienten vor allem aus Sorge um die eigenen Daten noch nicht durchgesetzt. Inzwischen ist jedoch eine „flächendeckende sichere Vernetzung im Gesundheitswesen Realität. Die sogenannte Telematikinfrastruktur sorgt dafür, dass sich Informationen sicher digital zwischen Praxen, Krankenhäusern, Apotheken und weiteren Einrichtungen des deutschen Gesundheitswesens austauschen lassen" (Bundesministerium für Gesundheit, o. J. g). Dennoch werden elektronische Gesundheitsdienste sowie Telemedizin unzureichend bis gar nicht genutzt (Kemwa, 2022). Dabei haben diese Anwendungen eine große Chance, das Gesundheitswesen nachhaltig zu verändern: Die Digitalisierung im Gesundheitswesen kann viele Chancen, wie eine sichere Vernetzung von Patienten, Arztpraxen, Krankenhäusern und Apotheken, effizientere Abläufe in Artpraxen, eine schnelle individuelle und ganzheitliche Behandlung und somit eine schnelle Genesung mit sich bringen (Bundesministerium für Gesundheit, o. J. c). Durch das Sammeln und Auswerten von medizinischen Daten kann die Erkennung von Krankheiten verbessert und neue Heilungsmöglichkeiten können gefunden werden. Langfristig gesehen kann Big Data die Medizin revolutionieren (Kömpf, 2020).

Insgesamt bietet die Digitalisierung im Gesundheitswesen viele Möglichkeiten, um die Effizienz im Gesundheitswesen zu erhöhen und die Qualität der Gesundheitsversorgung zu verbessern. Es gibt jedoch auch einige Herausforderungen, die es zu meistern gilt, wie zum Beispiel die Sicherheit von Gesundheitsdaten und der Zugänglichkeit dieser für Patienten. An erster Stelle steht dabei der Schutz der sensiblen Patientendaten (Bundesministerium für Gesundheit, o. J. f). Wenn die Patienten diesen nicht anerkennen, wird eine Nutzung der elektronischen Gesundheitsdienste wie der elektronischen Patientenakte oder dem elektronischen Rezept vermutlich ausbleiben und somit werden im großen Ganzen die Ziele der Digitalisierung im Gesundheitswesen nicht erreicht (von Kalle, 2021).

1.2 Forschungsfrage, Methodik & Ziel der Arbeit

Um einen komprimierten Überblick über die Gesetze zur Digitalisierung im Gesundheitswesen und deren digitale Lösungen für Patienten zu schaffen, soll durch eine Literaturanalyse die folgende Forschungsfrage beantwortet werden: Welche Auswirkungen haben elektronische Gesundheitsdienste für Patienten auf das gesamte Gesundheitswesen? Bei der Literaturrecherche werden dabei wissenschaftliche Quellen aus der *Google Scholar* Datenbank und von der Internetseite des *Bundesministeriums für Gesundheit* sowie unwissenschaftliche, jedoch wichtige Quellen mit Meinungen von Nutzern der elektronischen Gesundheitsdienste mit einbezogen. Dabei soll auf der einen Seite festgestellt werden, was Vor- und Nachteile der digitalen Lösungen sind, um Handlungsempfehlungen ableiten zu können. Auf der anderen Seite soll die Übersicht vor allem Patienten dazu verhelfen, eine Nutzung der gegebenen elektronischen Gesundheitsdienste in Betracht zu ziehen und das große Ganze dabei zu sehen. Dafür werden in Kapitel zwei - den Theoretischen Grundlagen - die verschiedenen Gesetzgebungen aufgeführt, anschließend in Kapitel drei werden die daraus entstandenen elektronischen Gesundheitsdienste mitsamt ihrer Vor- und Nachteile aufgeführt. Danach werden die Gesundheitsdienste hinsichtlich ihrer Vor- und Nachteile für die Patienten sowie ihre Auswirkungen auf das gesamte Gesundheitssystem in Kapitel vier diskutiert und praktische Handlungsempfehlungen zur Behebung der Nachteile gezogen. Abschließend wird die

Arbeit mit einem zusammenfassenden Fazit und einem Ausblick auf zukünftige Forschung beendet.

2 Theoretische Grundlagen

In den folgenden Unterkapiteln dieses Abschnittes werden die Gesetze betrachtet, die besonders wichtige Fortschritte für die Digitalisierung des Gesundheitswesens hervorbrachten. So sollen dem Leser in chronologischer Reihenfolge die wichtigsten Meilensteine der Digitalisierung im Gesundheitswesen aufgeführt werden, um ein Verständnis für den aktuellen Stand zu erlangen. Dabei wird der Fokus auf die Maßnahmen zur Anwendung von Patienten gelegt.

2.1 E-Health-Gesetz

Das E-Health-Gesetz ist 2016 in Kraft getreten und bereitet somit den Aufbau der Telematikinfrastruktur sowie die Einführung medizinischer Digitalanwendungen vor. Es ist das erste Gesetz, was hinsichtlich des Zeitalters der Digitalen Transformation im Gesundheitswesen veranlasst wurde und setzt somit den Grundstein zur Digitalisierung des Gesundheitssystems. Konkret beinhaltet es die Maßnahme, dass die beauftragte Gesellschaft für Telematikanwendungen der Gesundheitskarte, namens *Gematik,* bis Ende 2018 die technischen Voraussetzungen für die elektronische Patientenakte (ePA) entwickeln soll. Wenn Patienten zustimmen, kann die ePA elektronische Arztbriefe, Notfalldaten sowie ihre Medikationspläne enthalten (AOK, o. J.; Bundesministerium für Gesundheit, o. D. g).

2.2 Digitale-Versorgung-Gesetz

2019 ist das Digitale-Versorgung-Gesetz (DVG) in Kraft getreten. Es zielt darauf ab, durch Digitalisierung und Innovation die digitale Versorgung der Bevölkerung zu verbessern und die Nutzung digitaler Angebote im Gesundheitswesen zu fördern. Das DVG ermöglicht es unter anderem, dass Ärzte und Psychotherapeuten ihre Leistungen auch online anbieten können. So soll die Videosprechstunde zum alltäglichen Leben dazugehören. Des Weiteren veranlasst das Gesetz auch die Verschreibung von digitalen Anwendungen, z.B. Apps für Menschen mit Bluthochdruck. Ein weiteres Ziel des Gesetzes ist es, die Zusammenarbeit von Ärzten und anderen Gesundheitsdienstleistern zu verbessern, indem es die Nutzung von elektronischen Patientenakten und die intersektorale Datenübermittlung erleichtert. Insgesamt soll das DVG dazu beitragen, die Gesundheitsversorgung in Deutschland effizienter und patientenfreundlicher zu gestalten. Es ermöglicht den Patienten, ihre Gesundheit aktiver zu verwalten und die Ärzte in ihrer Arbeit zu unterstützen (Bundesministerium für Gesundheit, 2019, Bundesministerium für Gesundheit, o. J. a).

2.3 Patientendaten-Schutz-Gesetz

Am 20. Oktober 2020 ist das Patientendaten-Schutz-Gesetz (PDSG) in Kraft getreten und soll die Digitalisierung im deutschen Gesundheitswesen noch weiter vorantreiben. Das Gesetz regelt vor allem den Schutz personenbezogener Daten von Patienten und sichert die vertrauliche Behandlung von Gesundheitsdaten. Es dient dazu, die Privatsphäre und den Datenschutz von Patienten sicherzustellen und gleichzeitig die notwendige Weitergabe von medizinischen Informationen zu ermöglichen. Das PDSG legt fest, wer Zugang zu Patientendaten hat und unter welchen Umständen diese Daten weitergegeben werden dürfen. So dürfen beispielsweise nur autorisierte Personen wie Ärzte und Krankenhausmitarbeiter auf Patientendaten zugreifen. Auch die Weitergabe von Daten an Dritte, wie beispielsweise Pharmaunternehmen, ist nur unter bestimmten Voraussetzungen erlaubt. So können die Patienten einer Weitergabe ihrer Daten als Datenspende für Forschung und Wissenschaft zustimmen. Des Weiteren sieht es Maßnahmen zur Sicherung der Daten vor, um Missbrauch oder Datenverlust zu verhindern. So müssen Krankenhäuser und Praxen beispielsweise regelmäßig ihre IT-Systeme auf Sicherheitslücken überprüfen und gegebenenfalls entsprechende Maßnahmen ergreifen. Das PDSG trägt also dazu bei, dass Patientendaten in Deutschland sicher und vertraulich behandelt werden und die Persönlichkeitsrechte der Patienten gewahrt bleiben. Das Gesetz ist von großer Bedeutung für die Einführung der elektronischen Patientenakte und ermöglicht somit eine effizientere sowie patientenorientierte Gesundheitsversorgung (ISiCO Datenschutz GmbH, 2021; Bundesministerium für Gesundheit, o. J. i).

2.4 Digitale-Versorgung-und-Pflege-Modernisierungs-Gesetz

Das Digitale-Versorgung-und-Pflege-Modernisierungs-Gesetz ist seit Juni 2021 in Kraft und baut die Bestimmungen der vorherigen Gesetze noch weiter aus. So soll die Versorgung sowie Pflege im Gesundheitssystem vor allem durch die Weiterentwicklung der digitalen Gesundheitsanwendungen (DiGA) sowie Pflegeanwendungen (DiPA) gefördert werden. Ziel ist es, die Versorgung von Patienten und pflegebedürftigen Menschen zu verbessern und die Zusammenarbeit zwischen den Akteuren im Gesundheitssystem zu stärken. Des Weiteren soll die Telemedizin ausgebaut und zum Beispiel durch ein nutzerfreundliches Portal attraktiver werden. Es sollen auch die ePA und das E-Rezept weiterentwickelt werden sowie die Telematikinfrastruktur ein Update bekommen. So soll die digitale Vernetzung noch ganzheitlicher gefördert werden (Bundesministerium für Gesundheit, o. J. e).

3 Elektronische Gesundheitsdienste für Patienten

Alle in Kapitel zwei aufgeführten Gesetze tragen zur Digitalisierung des deutschen Gesundheitssystems bei. Dabei sollen nicht nur Prozesse optimiert und so für mehr Effizienz sowie Nachhaltigkeit gesorgt werden, sondern vor allem eine bessere Gesundheitsversorgung geschaffen werden (Bundesministerium für Gesundheit, o. J. f). Möglich gemacht werden kann dies vor allem durch die Nutzung elektronischer Gesundheitsdienste. Durch das Teilen von Daten und die Forschung mit diesen können bessere Heilungsmöglichkeiten gefunden werden und im erweiterten Sinne Leben gerettet werden. Dafür ist jedoch eine flächendeckende Nutzung vonnöten (von Kalle, 2021). Nachfolgend soll ein Überblick über die verschiedenen zur Verfügung stehenden Gesundheitsdienste mit ihren Vor- und Nachteilen vor allem für Patienten geschaffen werden, um diese greifbarer zu machen.

3.1 Die elektronische Patientenakte

Die elektronische Patientenakte (ePA) ist die digitale Version der klassischen Patientenakte aus Papier, in der alle relevanten medizinischen Informationen über einen Patienten gespeichert werden. Dies schließt unter anderem Befunde, Diagnosen, Medikationspläne, Laborwerte sowie Behandlungsberichte ein. Während die klassische Patientenakte bei jedem behandelnden Facharzt einzeln hinterlegt ist, kann die ePA fachübergreifend verwendet werden. Die ePA macht den Zugriff sowohl für den Patienten als auch für die behandelnden Ärzte auf alle medizinischen Informationen eines Patienten orts- und zeitunabhängig möglich (Primärnutzung, vgl. Abb 1). Somit bietet sie einen gebündelten und einrichtungsübergreifenden Blick auf alle Gesundheitsdaten und die Krankheitsgeschichte von Patienten. Im Vordergrund steht dabei jedoch immer der Patient, der selbst bestimmen kann, wer welche Dokumente einsehen darf. Wenn dieser zustimmt, können die Daten pseudonymisiert zu Forschungszwecken genutzt werden (Sekundärnutzung, vgl. Abb. 1). Zudem erlangen die Patienten mehr Kontrolle über ihre eigene Gesundheit, indem sie ihre Akten selbst einsehen und auf ihre Daten zugreifen. Die Nutzung der ePA ist dabei freiwillig und läuft über die Smartphone-App der jeweiligen Krankenkasse des Patienten (Bundesministerium für Gesundheit, o. J. h; Gematik, o. J. a; Lux, Köberlein-Neu & Müller-Mielitz, 2022; Stiftung Warentest, 2022 b).

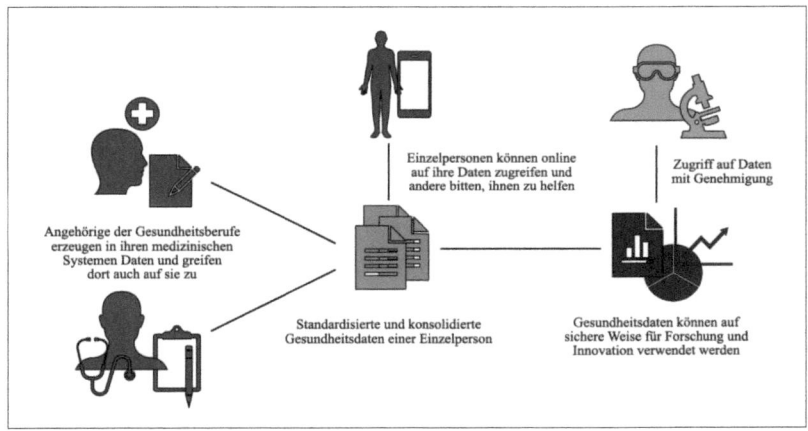

Abb. 1: Primär- und Sekundärnutzung der ePA
(Eigene Darstellung in Anlehnung an Europäische Kommission, 2022).

Einer der Vorteile der ePA ist dabei die schnellere und effizientere Verarbeitung medizinischer Daten, da sie jederzeit und von jedem Ort aus zugänglich ist. Dies ist nicht nur für die behandelnden Ärzte von Vorteil, sondern auch für die Patienten. Auf der Seite der Patienten ermöglicht die Nutzung der ePA ihnen eine ganzheitliche, auf sie abgestimmte Behandlung, während sie Doppeluntersuchungen und unnötige Arztbesuche vermeiden können. Ein Arztbesuch kann dadurch zeiteffizient stattfinden, was vorteilhaft für beide Seiten ist. Auf der Ärzte-Seite erleichtert die ePA die Zusammenarbeit zwischen verschiedenen medizinischen Fachkräften, da alle Beteiligten problemlos auf dieselben Informationen zugreifen können. So können ebenfalls verschiedene Meinungen zu komplizierten Krankheitsbildern eingeholt werden. Gleichzeitig kann Papier eingespart werden. Des Weiteren können sich Patienten durch die Einsicht all ihrer medizinischen Dokumente gezielter über weitere Heilungsmöglichkeiten informieren und somit auf ihre Gesundheit achten. Darüber hinaus können sie ihre Dokumente, z..B Impfpässe oder Mutterpässe, speichern und haben diese immer zur Hand. Sie müssen somit nicht speziell darauf achten, etwas mit zum Arzt zu nehmen. Zusätzlich können anhand der Krankendaten wichtige Informationen gewonnen werden, die dazu beitragen können, die richtigen Vorsorgemaßnahmen zu treffen. Wenn die Daten zu Forschungszwecken zur Verfügung gestellt werden, kann dies einen Beitrag zur Wissenschaft leisten und somit kann die gesamte Gesundheitsversorgung verbessert werden (Bundesministerium für Gesundheit, o. J. c; Diabetiker Niedersachsen e.V., 2020; Heeser, 2021; Kaiser & Fränken, 2019; Verbraucherzentrale, 2021).

Jedoch gibt es auch einige Nachteile der ePA. Da zur Nutzung der ePA eine App benötigt wird, wird dementsprechend ein digitales Endgerät mit Internetzugang sowie einem App-Store benötigt. Somit können ärmere Bevölkerungsschichten sowie Senioren benachteiligt werden. „Mehr als die Hälfte der Über-65-Jährigen nutzt kein Smartphone" (Bitkom e.V., 2021). Durch den demographischen Wandel machen die Über-65-Jährigen jedoch fast ein Viertel der Bevölkerung aus (Destatis, o. J.). Gleichzeitig sind es die Personen, die am häufigsten den Arzt aufsuchen (Statista, 2010). Was ebenfalls zum Nachteil werden könnte, ist das Verständnis der Patienten für die eigenen medizinischen Daten. So können medizinische Fachbegriffe und Abkürzungen fehlinterpretiert werden. Außerdem könnten Eingabefehler zu Fehldiagnosen und somit zu einer falschen medizinischen Behandlung führen. Die wohl größte Herausforderung stellt der Datenschutz und die Sorge der Nutzer aufgrund dessen dar. Wie auch jedes andere digitale System sind Gesundheitsdaten ebenfalls nicht vollständig vor Hackerangriffen und Cyberkriminalität geschützt (Diabetiker Niedersachsen e.V., 2020; Klofta, 2022; Manakas & Proschofsky, 2022; Wunderlich, 2020).

3.2 Das elektronische Rezept

Das elektronische Rezept (E-Rezept) und das analoge Rezept sind von der Verwendung gleich, jedoch ist der Unterschied dabei, dass das E-Rezept ausschließlich digital erstellt sowie signiert wird. Es wird in einer App namens „Das E-Rezept" auf dem Smartphone des Patienten gespeichert und kann bei jeder Apotheke durch Einscannen des Rezeptcodes eingelöst werden. Um Doppelgänge zur Apotheke zu vermeiden, können die verschriebenen Medikamente über die App vorbestellt oder sogar eine Lieferung der Medikamente zum Wohnort der Patienten beantragt werden. Das analoge Rezept soll bis Ende Frühjahr 2023 vollständig vom E-Rezept ersetzt werden. Die Möglichkeit, das Rezept für Patienten auszudrucken, bleibt allerdings weiterhin bestehen (Bundesministerium für Gesundheit, o. J. b; Gematik, o. J. b; Stiftung Warentest, 2022).

Die Vorteile des E-Rezepts für Patienten sind dabei vor allem die Bequemlichkeit und die Zeitersparnis. Durch das Vorbestellen sowie die Lieferung der Medikamente sind weniger Gänge zur Apotheke nötig. Gleichzeitig können Rezepte für wiederkehrende Medikationen wie für die Anti-Baby-Pille ohne einen Arztbesuch ausgestellt und auf die App geschickt werden. Des Weiteren ist der Zugriff auf die Rezepte von überall, wo das Smartphone mitgenommen wird, gewährleistet. Auf Seiten des behandelnden Arztes kann zudem im Sinne der Nachhaltigkeit Papier eingespart werden und effizienter gearbeitet werden, da nicht jedes Rezept einzeln unterschrieben werden muss (Bundesministerium für Gesundheit, o. J. c; Gematik, o. J. c; Neutsch, 2022).

Beim E-Rezept ist der Nachteil, kein Smartphone zu besitzen, nicht ganz so gravierend wie bei der ePA, denn das E-Rezept kann, wenn nötig, auf Papier ausgedruckt werden. Zwar ist die Nutzung weiterer Vorteile dadurch eingeschränkt, dennoch kann es genutzt werden. Des Weiteren kommen auch beim E-Rezept die Datenschutz- und Technikbedenken zum Tragen (Neutsch, 2022; Isaak, 2022). „Die digitale Infrastruktur in Deutschland ist auch nicht flächendeckend gesichert — das heißt: keine Internetverbindung, kein E-Rezept" (gesundinformiert.de, o. J.).

3.3 Digitale Gesundheitsanwendungen

Digitale Gesundheitsanwendungen, kurz DiGA, sind von Ärzten oder Psychotherapeuten verschreibungsfähige Apps, welche Patienten bei der Erkennung und oder Behandlung von Krankheiten helfen sollen. So können die sogenannten „digitalen Helfer" Patienten beispielsweise an die Einnahme von Medikamenten erinnern oder dem Patienten ein logopädisches Sprachtraining zur Verfügung stellen. Die Daten aus den DiGA können dabei komfortabel in die ePA der Patienten übertragen werden. Gleichzeitig können die Apps von Patienten sowie Ärzten gemeinsam zur Überwachung und Kommunikation genutzt werden. Wenn ein zusätzliches Gerät wie etwa ein Blutdruckmessgerät zur

Nutzung der App gebraucht wird, übernehmen die Krankenkassen in der Regel ebenfalls die Kosten. Um als DiGA zu gelten, muss eine Prüfung auf Anforderungen wie Sicherheit, Funktionstauglichkeit, Datenschutz und Datensicherheit beim Bundesinstitut für Arzneimittel und Medizinprodukte durchlaufen werden. Die Apps funktionieren generell auf dem Smartphone, jedoch gibt es für viele auch browserbasierte Web- oder Softwareanwendungen für Computer (Bundesministerium für Gesundheit, o. J. d; Bundesministerium für Gesundheit, o. J. e ; Höfler, 2021).

Die DiGA für Pflegebedürftige nennen sich Digitale Pflegeanwendungen, sprich DiPA. Sie unterstützen pflegebedürftige Patienten, die nicht in einem Pflegeheim leben, sowie ihre Angehörigen, den Pflegealltag besser zu organisieren und zu bewältigen. Ebenfalls kann durch die DiPA die Kommunikation sowie Interaktion mit Dritten, wie etwa Pflegediensten, verbessert werden (Bundesministerium für Gesundheit, o. J. d).

Die Vorteile - vor allem auf Patientenseite - sind, dass die Patienten durch die DiGA sowie auch durch die DiPA zeit- und ortsunabhängig ihre Gesundheit und ihr Wohlbefinden überwachen und verbessern können. Darüber hinaus können Patienten schnell und einfach medizinische Hilfe erhalten, ohne dafür aus dem Haus zu gehen. Wenn eingewilligt, stellt die nahtlose Verknüpfung zur ePA sicher, dass alle Gesundheitsdaten für die behandelnden Ärzte dokumentiert sind. So müssen sich die Patienten nicht alles merken und es ist auch nicht so schlimm, wenn sie in einer Sprechstunde vergessen, etwas zu erzählen. Die Vernetzung sowie Zusammenarbeit von Arzt und Patient wird somit gestärkt. Im Falle der DiPA können Angehörige und Pflegedienste entlastet werden. Durch die Steigerung des Selbstmanagements der Patienten werden sich perspektivisch die Versorgungsprozesse sowie die Inanspruchnahme von Gesundheitsleistungen verändern. Somit kann im erweiterten Sinne die Gesundheitsversorgung sowie die Medizin nachhaltig positiv verändert werden (Bundesministerium für Gesundheit, o. J. d; Höfler, 2021; Radić et al., 2021).

Jedoch haben sowohl die DiGA als auch die DiPA Nachteile in ihrer Nutzung. Auch hierbei können wiederum Personen ohne passende Endgeräte sowie ohne Internetzugang benachteiligt werden, da die Nutzung nur mit internetfähigen Endgeräten funktioniert. Des Weiteren können wie bei der ePA medizinische Fachbegriffe fehlinterpretiert werden und darüber hinaus zu Angst sowie Verunsicherung führen. Es kann sogar so weit gehen, dass Zwangssymptome oder psychosomatische Beschwerden entstehen. Wie auch bei den anderen elektronischen Gesundheitsdiensten sind der Datenschutz sowie technische Störungen und Fehler weitere Nachteile der DiGA und DiPA (Höfler, 2021; Radić et al., 2021).

3.4 Telemedizin

Durch Telemedizin ist es möglich, schnelle Diagnosen und effiziente Behandlungen trotz räumlicher Trennung und auch mit zeitlicher Distanz über audiovisuelle Kommunikationstechnologien zu stellen. Dabei kann diese unter anderem zum Besprechen von Befunden, zur Betreuung von chronisch Erkrankten bis hin zur Online-Videosprechstunde wie etwa für eine psychotherapeutische Akutbehandlung eingesetzt werden. Darüber hinaus kann beispielsweise eine Echtzeitübermittlung von Werten des Blutdruck oder des Pulses über die Vernetzung von DiGA oder DiPA der Patienten und der Arztpraxis stattfinden. Für medizinische Fälle nach den gängigen Öffnungszeiten von Arztpraxen können telemedizinische Leistungen vom kassenärztlichen Bereitschaftsdienst in Anspruch genommen werden (Bundesministerium für Gesundheit, o. J. e; Bundesministerium für Gesundheit, o. J. j; Techniker Krankenkasse, 2021).

Vor allem für Patienten aus ländlichen Gebieten kann die Nutzung von Telemedizin ein großer Vorteil sein, da nicht nur die Lebensqualität durch diese gesteigert werden kann, sondern sogar Leben gerettet werden können. Ebenfalls nützlich ist sie für Patienten, die aufgrund von Mobilitätsproblemen oder anderen gesundheitlichen Problemen Schwierigkeiten haben, einen Arztbesuch zu tätigen. In Anbetracht der vorangegangen Pandemie der letzten Jahre, kann Telemedizin auch hier Abhilfe schaffen, denn über diese besteht keine Ansteckungsgefahr. Im Allgemeinen kann so die Ansteckung in Arztpraxen mit schnellansteckenden Krankheiten wie der Grippe verringert werden. Weitere Vorteile sind neben der Ortsunabhängigkeit die Zeit- und Kosteneffizienz. Patienten können Zeit und Kosten für die Wege zu Arztpraxen sowie die Zeit im Wartezimmer einsparen. Telemedizin kann ebenfalls dazu beitragen, die Kosten medizinischer Versorgung zu senken, indem unnötige Arztbesuche vermieden und die Notwendigkeit von Krankenhausaufenthalten reduziert werden können. Telemedizin erhöht die Zugänglichkeit zu medizinischen Dienstleistungen, während Kosten verringert werden. Gleichzeitig wird ermöglicht, dass Patienten auch in Notfällen mit medizinischen Fachkräften in Verbindung treten können, ohne dabei das Haus verlassen zu müssen. Das alles führt wiederum zu einer höheren Patientensicherheit und einer besseren medizinischen Versorgung durch die Entlastung des Gesundheitssystems (Bundesministerium für Gesundheit, o. J. j; Techniker Krankenkasse, 2021; PR-Redaktion Berliner Woche, 2022).

Wie auch bei den anderen elektronischen Gesundheitsdiensten kann als Nachteil der Telemedizin die Notwendigkeit des Vorhandenseins eines internetfähigen Endgeräts angesehen werden. Somit ist der Zugang zu Telemedizin beschränkt. Darüber hinaus erfolgt die Verfügbarkeit von Telemedizin auch immer in Abhängigkeit von Internet und Technik. Es kann somit auch hier wieder zu Ausfällen und Systemfehlern kommen. Gleichzeitig ist die Anfälligkeit für Hackerangriffe gegeben und die Sorge der Patienten um die eigene Privatsphäre sowie den eigenen Datenschutz erhöht. Zudem kann der Arztbesuch via Online-Videocall unpersönlicher sein, da wenig bis keine Körpersprache wahrgenommen werden kann. Auch Fehldiagnosen können so gestellt werden, da zum Beispiel kein Abhören durch ein Stethoskop möglich ist oder Gesundheitsanwendungen falsche Daten vom Patienten liefern. Außerdem können die Konsultierungen eines Arztes per Videosprechstunde oder auch des kassenärztlichen Bereitschaftsdiensts höher ausfallen, da sie so gut wie immer zur Verfügung stehen (Doctari Magazin, 2022, Kupka, 2019).

Insgesamt bieten die elektronischen Gesundheitsdienste viele Vorteile, eine Qualitäts- sowie Effizienzsteigerung der medizinischen Versorgung und ermöglichen dem Patienten eine autonome Rolle im Behandlungsprozess. Für eine flächendeckende Implementierung ist jedoch wichtig, dass die Zugang zur Technik sowie Sicherheit und der Schutz der Privatsphäre von Patienten gewährleistet werden kann.

4 Kritische Betrachtung

Mit der Einführung der elektronischen Gesundheitsdienste entstehen viele Vor- aber auch Nachteile für Patienten. Diese werden im Folgenden noch einmal abgewogen und Lösungen bzw. Handlungsempfehlungen zum Ausgleich der Nachteile gesucht.

Einerseits entsteht eine verbesserte Zugänglichkeit zu medizinischen Dienstleistungen. Durch DiGA und DiPA sowie Telemedizin bekommen Personen aus ländlichen Gebieten eine bessere Gesundheitsversorgung. Gleichzeitig haben Patienten durch die ePA einen einfachen Zugang zu ihren Gesundheitsdaten und können diese von überall aus abrufen und verwalten. Andererseits ist diese Zugänglichkeit bedingt durch Nutzung von Technologie sowie einem Internetzugang. Patienten müssen sicherstellen, dass sie über ein kompatibles Endgerät und eine stabile Internetverbindung verfügen, um auf digitale Gesundheitsdienste zugreifen zu können. Dabei können Personen, die nicht über die notwendige technische Ausstattung sowie die dazugehörige Kompetenz, diese zu bedienen, verfügen, die digitalen Angebote des Gesundheitswesens nicht nutzen. Insbesondere ältere Menschen oder Menschen mit geringem Bildungsniveau haben Schwierigkeiten bei der Nutzung digitaler Technologien, was ihnen den Zugang zu Gesundheitsdiensten beeinträchtigt. Durch diese Möglichkeiten der Telemedizin kann die digitale Spaltung zwar zwischen Stadt und Land verringert werden, jedoch wird sie zwischen arm und reich sowie alt und jung weiter gefördert.

Damit jeder die Gesundheitsdienste sowie deren Vorteile vollständig nutzen kann, muss der digitalen Spaltung entgegengewirkt werden. „In Deutschland gibt es immer noch 8,5 Millionen Menschen, die offline sind" (Sibum, 2021). Laut einer Studie der Bertelsmann Stiftung (2021) ist die digitale Spaltung nicht nur vom Zugang zum Internet sondern vor allem von der digitalen Kompetenz der Bürger geprägt.

> Der prinzipielle Zugang zum Internet stellt heutzutage zwar eine geringere Hürde dar, ein höheres Haushaltsnettoeinkommen hat jedoch einen positiven Einfluss sowohl auf eine stärkere Internetnutzung als auch höhere eigene Kenntnisse. Ein geringeres Einkommen bedeutet somit auch weniger bzw. qualitativ schlechtere Teilhabe an und durch digitale Technologien (Bertelsmann Stiftung, 2021, S. 4).

Somit muss eine Unterstützung für ärmere sowie ältere Bevölkerungsschichten angeboten werden, um diesen vor allem digitale Kompetenzen anzueignen. Das kann zum Beispiel über kostenlose Schulungen und Aufklärungskurse erfolgen. Diese sollten dabei den Teilnehmern nicht nur den Umgang mit der Technik erklären, sondern verstärkt das Vertrauen in die Technik fördern. So können Ängste abgebaut und mehr Verständnis für Technologien im Allgemeinen geschaffen werden. Gleichzeitig ist es wichtig, die elektronischen Gesundheitsdienste so nutzerfreundlich wie möglich zu designen, sodass eine intuitive Nutzung entstehen kann (Bertelsmann Stiftung, 2021).

Patienten, die elektronische Gesundheitsdienste nutzen können, optimieren ihre individuelle Krankheitsbehandlung. So haben sie Zugang zu einer größeren Anzahl von Behandlungsoptionen und können diese besser auf ihre individuellen Bedürfnisse abstimmen. Durch die Gesundheitsdienste können Patienten dabei unterstützt werden, ihre Gesundheit besser zu verstehen und zu verwalten, was zu einem höheren Patientenengagement und somit zu einer besseren Gesundheit führen kann. Zudem kann die Kommunikation mit dem behandelnden Arzt erleichtert werden, da die elektronische Gesundheitsdienste alle essentiellen Daten abspeichern. Allerdings kann die Nutzung dieser Dienste auch zu einer erhöhten Fehleranfälligkeit führen. Die Patienten müssen sicherstellen, dass die Daten, die sie erfassen und verwalten, korrekt sind. Nur so kann sicher gestellt werden, dass die Behandlung, die sie erhalten, auf ihre individuellen Bedürfnisse abgestimmt und vor allem richtig ist. Gleichzeitig führt das Nutzen der Gesundheitsdienste auch zu einer gewissen Unsicherheit der Patienten bezüglich der Qualität der Behandlung. Durch das Vorhandensein aller Daten in der ePA können persönliche Gespräche vollkommen wegfallen. Zudem kann die Behandlung über Telemedizin auch sehr unpersönlich wirken. Somit kann der Patienten sich unzureichend behandelt fühlen.

Wenn Patienten von ihrem behandelnden Arzt eine App, sprich eine DiGA bzw. DiPA, verschrieben bekommen, sollten ebenso eine Erklärung zur Nutzung dieser sowie der ePA erfolgen. Eine gute medizinische Versorgung setzt voraus, dass Patienten nicht nur behandelt, sondern auch aufgeklärt werden. Des Weiteren können elektronische Gesundheitsdienste eine Sprechstunde beim Arzt nicht vollständig ersetzen. Somit sollte sichergestellt werden, dass Patienten mindestens zu halbjährlichen Check-Ups bei ihrem Hausarzt vorstellig werden. Dieser sollte dabei kontrollieren, ob die Daten der DiGA und DiPA korrekt erfasst wurden und die Patienten gegebenenfalls nachschulen. Für diesen Check-Up sollte sich der Arzt Zeit nehmen sowie das Äußern von Fragen und Bedenken der Patienten zulassen. Durch den persönlichen Kontakt wird das Gefühl von

Qualität und Bindung auf Patientenseite gestärkt - die Patienten fühlen sich besser aufgehoben. Durch diese Maßnahmen kann das Vertrauen in die medizinische Versorgung gestärkt werden (Bundesministerium für Gesundheit, 2013; Radić et al., 2021).

Ebenfalls können mit der Nutzung der elektronischen Gesundheitsdienste Zeit und Kosten eingespart werden. Patienten müssen weniger Zeit für Apothekengänge sowie Arztbesuche und die damit verbundenen Wartezeiten aufbringen. Auch für die sonst entstehenden Wege können Zeit und Kosten eingespart haben. Durch die verschreibungsfähigen DiGA haben Patienten die Möglichkeit, sich um ihre Gesundheit zu kümmern ohne Extrakosten aufwenden zu müssen. Durch konsequente Nutzung der DiGA und damit einhergehender Prävention von Krankheiten können zusätzlich Kosten für Medikamente vermieden werden. Gleichzeitig können jedoch medizinische Daten der Gesundheitsdienste fehlinterpretiert werden und somit falsche Eigendiagnosen entstehen. Daraus entstehende psychosomatische Symptome können im erweiterten Sinne wieder zu vermehrten Arztbesuchen und damit verbundenem Zeitaufwand sowie zu erhöhten Kosten für Medikamente führen.

So wie Patienten über die Nutzung der elektronischen Gesundheitsdienste aufgeklärt werden müssen, müssen sie ebenfalls über gängige Krankheitsbilder aufgeklärt werden. Dafür wurde ein zentrales Internetportal der Bundesregierung namens *gesund.bund.de* ins Leben gerufen. Das Portal „gesund.bund.de dient als Orientierung im Dschungel der Informationen zu Gesundheitsthemen und liefert seriöse und qualitativ hochwertige Inhalte" (VALID Digitalagentur GmbH, 2020). Es soll dabei unterstützen, die eigene Gesundheit zu verstehen sowie medizinische Möglichkeiten zu Vorbeugung, Diagnose und Behandlung von Krankheiten richtig einordnen zu können. Dabei könnte eine Kooperation mit *Google* helfen, die Patienten beim „Googeln" von Krankheiten mit den Informationen vom Portal der Bundesregierung fundiert aufzuklären. Somit würde direkt bei Google ein prägnanter Überblick über die Krankheit, ihre Symptome sowie Behandlungen gegeben werden und auf *gesund.bund.de* weitergeleitet werden (vgl. Abb 2). Diese Kooperation könnte bei der Aufklärung von Patienten eine zentrale Rolle spielen und somit zur Vermeidung von psychosomatischen Symptomen beitragen (Bundesministerium für Gesundheit, o. J. k; Bundestag, 2021).

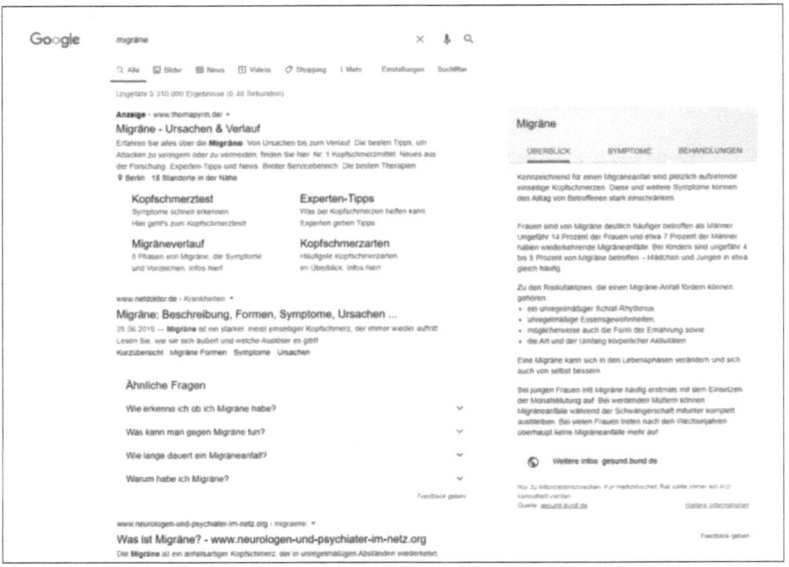

Abb. 2: Informationen zu Migräne auf Google in der Desktop-Ansicht
(Bundestag, 2021).

Den vermutlich gravierendsten Nachteil, welcher bei der Nutzung der elektronischen
Gesundheitsdienste entstehen kann, haben alle Gesundheitsdienste gemeinsam: Die
Sorge der Patienten um ihre Privatsphäre und den Datenschutz. Obwohl die sensiblen
Gesundheitsdaten durch die Telematikinfrastruktur (TI), welche immer wieder evaluiert
wird, enorm geschützt werden, kann es zu technischen Ausfällen, Störungen oder Cyberkriminalität kommen. Vor allem auf Seiten der Arztpraxen sind Risiken vorhanden,
wie in Artikeln im Jahr 2019 beschrieben, u.a. mit der Aussage, dass „mehr als 90 Pro-
zent der an das Gesundheitsdaten-Netzwerk TI angeschlossenen Praxen Sicherheitsrisi-
ken" (Happycomputer GmbH, o. J.) hätten. Dadurch wurden viele Patienten nachhaltig
verunsichert. Das 2020 veranlasste Patienten-Datenschutz-Gesetz (vgl. Kapitel 2.3)
sorgt jedoch dafür, dass sowohl Krankenhäuser als auch Arztpraxen ihre IT-Systeme
regelmäßig überprüfen und dementsprechend handeln müssen (Bundesministerium für
Gesundheit, o. J. C; Bundesministerium für Gesundheit, o. J. i). Dabei ist es wichtig,
dass die Information über die regelmäßige Überprüfung der IT-Systeme und damit die
Erhöhung der Sicherheit auch nach außen zu den Patienten kommuniziert wird. Eine
gezielte Überprüfung von der IT-Sicherheit in Arztpraxen, die bei bestandener Überprü-

15

fung ein Zertifikat erhalten, könnten dabei helfen, den Patienten ersichtlich zu machen, dass ihre Daten gut aufgehoben sind.

Gleichzeitig könnten Schulungen, die den Arztpraxen Beispiele und Tipps zum Umgang mit Cyber-Kriminalität geben, dabei helfen, die sensiblen Patientendaten noch besser zu schützen (Kassenärztliche Bundesvereinigung, 2021). Es ist von großer Bedeutung, Transparenz im Umgang mit Daten und dem Schutz dieser für alle Beteiligten zu schaffen, um das Vertrauen in die elektronischen Gesundheitsdienste zu fördern und gleichzeitig die Sorgen um den Datenschutz einzudämmen. Denn ohne Vertrauen, erfolgt keine Nutzung (Adelmann, 2020).

Wenn es gelingt, effektive Lösungen zur Ausbesserung der derzeitigen Nachteile von elektronischen Gesundheitsdiensten zu finden und sich somit eine breite Nutzung durchsetzt, hat dies erhebliche Auswirkungen auf das gesamte Gesundheitswesen.

Nicht nur die Schonung von Arbeitskräften, die in Zeiten des Fachkräftemangels besonders wichtig ist, sondern auch die Einsparung von Papier und anderen Rohstoffen, die durch optimierte und digitalisierte Prozesse möglich wird, kann eintreten. Gerade in Zeiten der Klimakrise ist es von großer Bedeutung, eine nachhaltigere Gesundheitsversorgung zu fördern. Darüber hinaus können die über die elektronischen Gesundheitsdienste gesammelten Gesundheitsdaten einer Künstlichen Intelligenz (KI) zum Lernen und Training zur Verfügung gestellt werden. So können dann mithilfe der trainierten KI Krankheiten schneller erkannt werden und Diagnosen spezifischer gestellt werden. Gleichzeitig haben Ärzte aus aller Welt Zugriff auf dieselben Daten und Informationen zu Krankheitsbildern und können somit auch Methoden zur Heilung von unerforschten, komplizierten Krankheitsbildern finden. Insgesamt kann die Digitalisierung des Gesundheitswesens zu einer verbesserten Qualität der Gesundheitsversorgung und somit zu mehr Gesundheit auf der Welt führen (Bundesministerium für Gesundheit, o. J. c).

5 Fazit und Ausblick

Das Hauptziel dieser Arbeit war es, einen strukturierten Überblick über die Digitalisierung im Gesundheitswesen und die daraus entstandenen elektronischen Gesundheitsdienste für Patienten wiederzugeben, um ein Verständnis für diese zu schaffen und im erweiterten Sinne zur Nutzung dieser zu appellieren. Folgende Forschungsfrage „Welche Auswirkungen haben die elektronischen Gesundheitsdienste für Patienten auf das gesamte Gesundheitswesen?" sollte beantwortet werden. Dafür wurde zunächst eine Übersicht über die verschiedenen erlassenen Gesetze sowie über die elektronischen Gesundheitsdienste mitsamt ihren Vor- und Nachteilen für die Patienten erstellt. Daraufhin wurden die Vor- und Nachteile aufgeschlüsselt, praktische Handlungsempfehlungen für diese gezogen sowie die Auswirkungen auf das gesamte Gesundheitssystem festgestellt und die Forschungsfrage somit beantwortet. Die flächendeckende Nutzung der elektronischen Gesundheitsdienste kann sich überaus positiv auf das gesamte deutsche Gesundheitssystem und auch darüber hinaus auswirken. Insgesamt betrachtet kann die Nutzung dieser zur Prävention sowie einer schnelleren Behandlung von Krankheiten verhelfen und zur Verbesserung der Gesundheit der gesamten Bevölkerung führen.

Abschließend wird empfohlen, dass sich auch zukünftige Forschung weiter mit dem Thema der Digitalisierung im Gesundheitswesen auseinandersetzen sollte. Dazu können repräsentative Umfragen von Patienten zu den einzelnen elektronischen Gesundheitsdiensten durchgeführt werden, um konkrete Beweggründe zur Nutzung bzw. Nicht-Nutzung dieser herauszufinden. Weitere Forschungsmöglichkeiten können aus den Digitalisierungsstrategien anderer Länder entstehen, um wichtige Implikationen für Deutschland ableiten zu können und somit Daten zu teilen sowie besser zu heilen.

IV Literaturverzeichnis

Adelmann, S. (2020, 7. Januar). *Digitalisierung nicht ohne Vertrauen*. Funkschau. Abgerufen am 31. Januar 2023, von https://www.funkschau.de/markt-trends/digitalisierung-nicht-ohne-vertrauen.171830.html

AOK. (o. D.). *E-Health-Gesetz | Gesetze |Hintergrund | AOK-Bundesverband*. Abgerufen am 27. Januar 2023, von https://www.aok-bv.de/hintergrund/gesetze/index_14907.html

Bertelsmann Stiftung. (2021). Digital Souverän 2021: Aufbruch in die digitale Post-Coronawelt? *LebensWerte Kommune*, 7. https://doi.org/10.11586/2021115

Bitkom e.V. (2021, 3. Juni). *Mehr als die Hälfte der Über-65-Jährigen nutzt kein Smartphone*. Bitkom. Abgerufen am 28. Januar 2023, von https://www.bitkom.org/Presse/Presseinformation/Mehr-als-die-Haelfte-der-Ueber-65-Jaehrigen-nutzt-kein-Smartphone

Bundesministerium für Gesundheit. (o. D.-a). *Ärzte sollen Apps verschreiben können*. Abgerufen am 28. Januar 2023, von https://www.bundesgesundheitsministerium.de/digitale-versorgung-gesetz.html

Bundesministerium für Gesundheit. (o. D.-b). *Das E-Rezept kommt! | BMG*. Bundesministerium für Gesundheit.de. Abgerufen am 28. Januar 2023, von https://www.bundesgesundheitsministerium.de/e-rezept.html

Bundesministerium für Gesundheit. (o. D.-c). *Digitale Gesundheit 2025*. Abgerufen am 23. Januar 2023, von https://www.bundesgesundheitsministerium.de/service/publikationen/details/digitale-gesundheit-2025.html

Bundesministerium für Gesundheit. (o. D.-d). *Digitale Gesundheitsanwendungen (DiGA)*. Abgerufen am 29. Januar 2023, von https://www.bundesgesundheitsministerium.de/themen/krankenversicherung/online-ratgeber-krankenversicherung/arznei-heil-und-hilfsmittel/digitale-gesundheitsanwendungen.html

Bundesministerium für Gesundheit. (o. D.-e). *Digitale–Versorgung–und–Pflege–Modernisierungs–Gesetz*. Abgerufen am 28. Januar 2023, von https://www.bun-

desgesundheitsministerium.de/service/gesetze-und-verordnungen/guv-19-lp/
dvpmg.html

Bundesministerium für Gesundheit. (o. D.-f). *Digitalisierung im Gesundheitswesen*.
Abgerufen am 28. Januar 2023, von https://www.bundesgesundheitsministeri-
um.de/themen/digitalisierung/digitalisierung-im-gesundheitswesen.html

Bundesministerium für Gesundheit. (o. D.-g). *Digitalisierung im Gesundheitswesen:
Ein Überblick*. gesund.bund.de. Abgerufen am 28. Januar 2023, von https://ge-
sund.bund.de/digitalisierung-im-gesundheitswesen

Bundesministerium für Gesundheit. (o. D.-h). *Elektronische Patientenakte*. Abgerufen
am 28. Januar 2023, von https://www.bundesgesundheitsministerium.de/elek-
tronische-patientenakte.html

Bundesministerium für Gesundheit. (o. D.-i). *Patientendaten-Schutz-Gesetz*. Abgerufen
am 28. Januar 2023, von https://www.bundesgesundheitsministerium.de/patien-
tendaten-schutz-gesetz.html

Bundesministerium für Gesundheit. (o. D.-j). *Telemedizin*. Abgerufen am 23. Januar
2023, von https://www.bundesgesundheitsministerium.de/service/begriffe-von-
a - z / t / t e l e m e d i z i n . h t m l # :
%7E:text=Telemedizin%20erm%C3%B6glicht%20es%2C%20unter%20Ein-
satz,Bestandteil%20der%20medizinischen%20Versorgung%20werden

Bundesministerium für Gesundheit. (o. D.-k). *Über uns*. gesund.bund.de. Abgerufen am
31. Januar 2023, von https://gesund.bund.de/ueber-uns/ueber-gesund-bund-de

Bundesministerium für Gesundheit. (2013). Informiert und selbstbestimmt - Ratgeber
für Patientenrechte. In *Bundesministerium für Gesundheit*. Die Beauftragte der
Bundesregierung für die Belange der Patientinnen und Patienten sowie Be-
vollmächtigte für Pflege. Abgerufen am 31. Januar 2023, von https://ww-
w.bundesgesundheitsministerium.de/fileadmin/Dateien/5_Publikationen/
Praevention/Broschueren/Ratgeber_Patientenrechte_bf.pdf

Bundesministerium für Gesundheit. (2019, Juli). *Ärzte sollen Apps verschreiben können*. Abgerufen am 28. Januar 2023, von https://www.bundesgesundheitsministerium.de/presse/pressemitteilungen/2019/3-quartal/dvg-kabinett.html

Bundestag. (2021). Ausarbeitung - Google und „gesund.bund.de" Die Kooperation des Bundesministeriums für Gesundheit mit der Suchmaschine Google vor dem Hintergrund der Pressefreiheit, des Wettbewerbsrechts und des Medienstaatsvertrags. In *Bundestag.de* (WD 10-3000-060/20). Deutscher Bundestag. Abgerufen am 31. Januar 2023, von https://www.bundestag.de/resource/blob/823224/a902f49c348fd5a3a1fa3a29413ad3bb/WD-10-060-20-pdf-data.pdf

Destatis. (o. D.). *Ältere Menschen*. Statistisches Bundesamt (Destatis). Abgerufen am 28. Januar 2023, von https://www.destatis.de/DE/Themen/Querschnitt/Demografischer-Wandel/Aeltere-Menschen/bevoelkerung-ab-65-j.html#:~:text=Da%20j%C3%BCngere%20Geburtsjahrg%C3%A4nge%20zugleich%20sinkende,auf%2022%20%25%20im%20Jahr%202021.

Diabetiker Niedersachsen e.V. (2020, 22. Oktober). *Pro & Contra elektronische Patientenakte*. Abgerufen am 28. Januar 2023, von https://www.diabetiker-nds.de/news/meldung/news/pro-contra-elektronische-patientenakte

Doctari Magazin. (2022, 21. Juli). *Telemedizin verändert Diagnose und Therapie*. https://www.doctari.de/. Abgerufen am 29. Januar 2023, von https://www.doctari.de/magazin/wissenswertes/fachliches/telemedizin-was-ist-das/

Europäische Kommission. (2022, 3. Mai). Ein europäischer Raum für Gesundheitsdaten: Das Potenzial von Gesundheitsdaten für die Allgemeinheit, für Patientinnen und Patienten und für Innovation erschließen [Pressemeldung]. https://www.parlament.gv.at/dokument/XXVII/EU/99639/imfname_11149121.pdf

Gematik. (o. D.-a). *E-Patientenakte | Gematik*. Abgerufen am 23. Januar 2023, von https://www.gematik.de/anwendungen/e-patientenakte

Gematik. (o. D.-b). *E-Rezept | Gematik*. Abgerufen am 23. Januar 2023, von https://www.gematik.de/anwendungen/e-rezept

Gematik. (o. D.-c). *Vorteile | E-Rezept*. Abgerufen am 28. Januar 2023, von https://www.das-e-rezept-fuer-deutschland.de/vorteile

gesundinformiert.de. (o. D.). *E-Rezept - Vorteile - Nachteile?* gesundinformiert.de. Abgerufen am 28. Januar 2023, von https://www.gesundinformiert.de/start/e-rezept-vorteile-nachteile

Happycomputer GmbH. (o. D.). *Presseartikel*. Happycomputer GmbH Schwerte. Abgerufen am 31. Januar 2023, von https://www.happycomputer.eu/index.php/presseartikel/

Heeser, A. (2021). Die elektronische Patientenakte: Eine für alles. *Heilberufe, 73*(1), 34–35. https://doi.org/10.1007/s00058-020-1930-y

Höfler, B. (2021, 17. August). *Apps auf Rezept: Was Sie über DiGAs wissen sollten*. Apotheken Umschau. Abgerufen am 29. Januar 2023, von https://www.apotheken-umschau.de/e-health/apps-auf-rezept-was-sie-ueber-digas-wissen-sollten-840049.html

Isaak, E. A. (2022, 17. Januar). *E-Rezept: Nachteile und Vorteile zusammengefasst*. Focus Online. Abgerufen am 28. Januar 2023, von https://praxistipps.focus.de/e-rezept-nachteile-und-vorteile-zusammengefasst_140914

ISiCO Datenschutz GmbH. (2021, 15. März). *Das neue Patientendaten-Schutz-Gesetz (PDSG): Mehr Datensicherheit für das digitale Gesundheitswesen*. Abgerufen am 28. Januar 2023, von https://www.isico-datenschutz.de/blog/patientendaten-schutz-gesetz-gesundheitswesen/

Kaiser, M. J. & Fränken, J. (2019). Präferenzanalytische Untersuchung von Chancen durch Digitalisierung für eine patientengesteuerte Gesundheitsversorgung mittels elektronischer Patientenakte. In *Digitale Transformation von Dienstleistungen im Gesundheitswesen VI* (1. Aufl., Bd. 5, S. 124–129). Springer Gabler. https://doi.org/10.1007/978-3-658-25461-2_7

Kassenärztliche Bundesvereinigung. (2021, 11. November). *IT-Sicherheit: Beispiele und Tipps für Praxen zum Umgang mit Cyber-Kriminalität*. Kassenärztliche Bundesvereinigung (KBV). Abgerufen am 31. Januar 2023, von https://www.kbv.-de/html/1150_55332.php

Kemwa, R. (2022, 18. Mai). *Gesundheitsdienstleistungen in der Krankenversicherung – Wie nehmen Kunden die Services wahr?* Assekurata. Abgerufen am 28. Januar 2023, von https://www.assekurata.de/2022/04/12/gesundheitsdienstleistungen-in-der-krankenversicherung-wie-nehmen-kunden-die-services-wahr-2/

Klofta, J. (2022, 15. Juni). *Vor Start der e-Patientenakte: IT-Sicherheitslücken in Praxen.* tagesschau.de. Abgerufen am 28. Januar 2023, von https://www.tagesschau.de/investigativ/br-recherche/sicherheit-telematik-101.html

Kömpf, M. (2020, 17. August). *Trendbericht Big Data: Wie Digitalisierung die Medizin verändert.* Healthcare Mittelhessen. Abgerufen am 23. Januar 2023, von https://healthcare-mittelhessen.eu/big-data-wie-digitalisierung-die-medizin-veraendert

Kupka, K. (2019, 25. März). *Telemedizin: Was sind die Vor- und Nachteile?* 59plus. Abgerufen am 29. Januar 2023, von https://www.59plus.de/telemedizin-was-sind-die-vor-und-nachteile/

Lux, T., Köberlein-Neu, J. & Müller-Mielitz, S. (2022). *E-Health-Ökonomie II: Evaluation und Implementierung* (1. Aufl. 2022). Springer Gabler.

Manakas, M. & Proschofsky, A. (2022, Juni). *Cyberangriff auf Innsbrucker Med-Uni: Erste Daten im Darknet aufgetaucht.* DER STANDARD. Abgerufen am 28. Januar 2023, von https://www.derstandard.de/consent/tcf/story/2000136948190/cyberangriff-auf-innsbrucker-med-uni-erste-daten-im-darknet-aufgetaucht

McKinsey & Company. (2022, 24. Mai). *Digitalisierung im Gesundheitswesen: die 42-Milliarden-Euro-Chance für Deutschland.* Abgerufen am 23. Januar 2023, von https://www.mckinsey.de/news/presse/2022-05-24-42-mrd-euro-chance

Neutsch, J. (2022, 8. August). *E-Rezept: Vorteile und Nachteile im Überblick.* chip.de. Abgerufen am 28. Januar 2023, von https://praxistipps.chip.de/e-rezept-das-sind-die-vor-und-nachteile_140877

PR-Redaktion Berliner Woche. (2022, 7. April). *Für Ärzte und Patienten: 10 Vorteile von Telemedizin - Bezirk Mitte.* Berliner Woche. Abgerufen am 29. Januar 2023, von https://www.berliner-woche.de/bezirk-mitte/c-gesundheit-und-medizin/10-vorteile-von-telemedizin_a341882

Radić, M., Donner, I., Waack, M., Brinkmann, C., Stein, L. & Radić, D. (2021, 12. Februar). *Digitale Gesundheitsanwendungen: Die Akzeptanz steigern.* Deutsches Ärzteblatt. Abgerufen am 29. Januar 2023, von https://www.aerzteblatt.de/archiv/217790/Digitale-Gesundheitsanwendungen-Die-Akzeptanz-steigern

Sibum, H. (2021, 1. März). *Die digitale Spaltung verringern.* deutschland.de. Abgerufen am 30. Januar 2023, von https://www.deutschland.de/de/topic/wirtschaft/digitalisierung-in-deutschland-neuer-d21-digital-index

Statista. (2010, 19. Juli). *Arztbesuch: Häufigkeit in den letzten 12 Monaten nach Alter.* Abgerufen am 28. Januar 2023, von https://de.statista.com/statistik/daten/studie/167383/umfrage/arztbesuch-haeufigkeit-in-den-letzten-12-monaten-nach-alter/

Stiftung Warentest. (2022a, September 2). *E-Rezept: Apotheken müssen es jetzt einlösen.* test.de. Abgerufen am 28. Januar 2023, von https://www.test.de/E-Rezept-Wann-geht-es-endlich-los-5862837-0/

Stiftung Warentest. (2022b, September 20). *Elektronische Patientenakte im Test: Noch läuft es nicht rund.* test.de. Abgerufen am 28. Januar 2023, von https://www.test.de/elektronische-Patientenakte-ePA-5918457-0/

Techniker Krankenkasse. (2021, 13. September). *Telemedizin: Welches Potenzial hat die digitale Fernbehandlung?* Die Techniker. Abgerufen am 23. Januar 2023, von https://www.tk.de/techniker/magazin/digitale-gesundheit/spezial/fuer-ihre-gesundheit-und-sicherheit/telemedizin-2114070?tkcm=aaus

VALID Digitalagentur GmbH. (2020, 1. September). *Nationales Gesundheitsportal gesund.bund.de.* VALID Digitalagentur GmbH. Abgerufen am 31. Januar 2023, von https://www.valid-digital.com/presse/nationales-gesundheitsportal.html

Verbraucherzentrale. (2021, 27. Juli). *Elektronische Patientenakte (ePA) gestartet.* Verbraucherzentrale.de. Abgerufen am 28. Januar 2023, von https://www.verbraucherzentrale.de/wissen/gesundheit-pflege/krankenversicherung/elektronische-patientenakte-epa-gestartet-57223

Von Kalle, C. (2021, 6. Juli). *Daten teilen, besser heilen.* Abgerufen am 27. Januar 2023, von https://e-health-com.de/kolumnen/details-blog/daten-teilen-besser-heilen/

Wunderlich, H. (2020, 29. Juli). *Telematikinfrastruktur – Wie sicher sind Ihre Patientendaten?* Zahnarzt Dr Wunderlich München. Abgerufen am 28. Januar 2023, von https://xn--zahnarzt-wunderlich-mnchen-j0c.de/2020/07/29/telematikinfrastruktur-wie-sicher-sind-ihre-patientendaten/

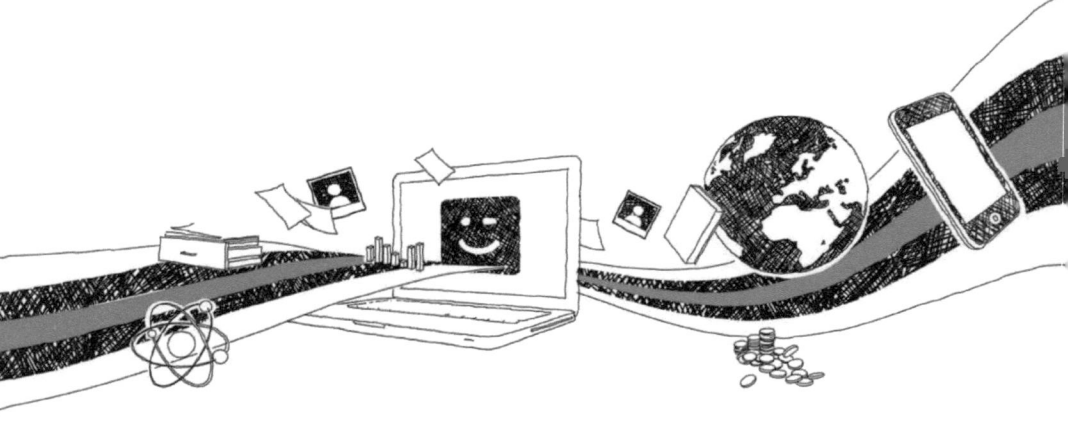
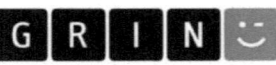